I0060202

HYGIÈNE.

PREMIER ENSEIGNEMENT.

Montpellier. Imprimerie de Boehm et Cᵉ, et Lithographie,
boulevard Jeu-de-Paume.

HYGIÈNE.

PREMIER ENSEIGNEMENT.

FAIT

A L'OUVERTURE DES LEÇONS D'HYGIÈNE,
DE LA FACULTÉ DE MÉDECINE DE MONTPELLIER.

PAR F. RIBES,

PROFESSEUR DE CETTE FACULTÉ, MEMBRE CORRESPONDANT DE L'ACADÉMIE
ROYALE DE MÉDECINE, PRÉSIDENT DES JURYS DE MÉDECINE, ETC.

MONTPELLIER.
CASTEL, — SEVALLE, LIBRAIRES.

—

Avril 1837.

HYGIÈNE.

PREMIER ENSEIGNEMENT.

———◦◦◦———

PREMIÈRE PARTIE.

ARTICLE PREMIER.

Diversité de l'état de l'Espèce humaine.

Messieurs,

I. Le Globe terrestre avec l'ensemble de ses
parties à la fois solides, liquides et gazeuses, avec
la totalité des existences particulières qu'il associe,
forme un vaste système, aussi merveilleux dans son
harmonie, que l'harmonie d'ordre et de diversité que
vous ne cessez d'admirer dans le corps de l'homme.

1

L'ESPÈCE HUMAINE qui représente la vie la plus
élevée dans la hiérarchie des vies de la terre, est unie
avec amour au MILIEU qui l'environne, à tous les
êtres du Globe terrestre, aux corps même qui exis-
tent en dehors de lui. — Cette union de l'Espèce humaine avec ce qui l'entoure, est pour moi, Messieurs,
un fait principe que je veux examiner devant vous,
et suivre dans ses principales conséquences. — Elle
s'est établie à des conditions différentes, aux différens temps de la vie de l'humanité. Et l'humanité
s'avance vers sa destinée dans l'ordre universel, à
condition d'être sans cesse et de mieux en mieux
associée avec le monde extérieur et avec elle-même.

La Famille humaine et son milieu se développent
de concert ; ils forment un même système vivant, qui
va se perfectionnant dans l'accomplissement de ses
actes, qui marche d'un pas toujours plus sûr vers
le but auquel ils tendent tous deux.

Oui, Messieurs, l'Espèce humaine que vous devez
considérer, non pas comme une agglomération d'individus ayant une vie isolée ; mais comme un composé d'élémens unis quoique distincts, doués d'une
activité individuelle, et liés par des affinités qui leur
font une vie commune ; l'espèce humaine d'âge en
âge a régénéré ses facultés, et répété avec progrès
les mêmes fonctions ; elle s'est agitée en sens divers
sur le Globe terrestre dont elle a fait le tour ; elle
varie ses rapports avec lui, selon les dispositions

vivantes dont elle était animée, et s'est accommo-
dée activement aux différences et aux changemens
du sol et de l'atmosphère ; et chaque branche de
son corps a cherché l'ensemble des conditions extérieures appropriées au mode vivant qu'elle exerçait.
— L'Espèce humaine a puissance de s'harmoniser
au monde environnant dans de larges limites : un
homme peut vivre sur tous les points du Globe
terrestre, bien qu'il y ait pour chaque homme, pour
chaque peuple un milieu, auquel ses affinités l'atta-
chent avec choix, avec lequel il s'allie de préférence.
Et l'humanité qui unit avec une intimité croissante
les parties de son corps, les unit aussi toujours davantage avec les parties ou les localités de la terre.

Oui, Messieurs, l'air, le sol, les eaux, tout ce qui
constitue notre Milieu, sans lequel vous ne sauriez
comprendre notre développement, le milieu à son
tour lui-même n'est pas un fait inerte, immobile,
invariable. Il a modifié graduellement la combinaison de ses influences ; il s'est amélioré constamment
sous la main de l'homme ; il a coopéré avec des succès
gradués au développement des fonctions de la vie
humaine. — Le PROGRÈS est le perfectionnement
simultané de l'humanité et du monde. — Les historiens et les géographes ont dit séparément les changemens de l'Espèce humaine et ceux de la Terre :
leurs travaux désormais sont inséparablement liés ;
car les modes physiologiques successifs de l'Espèce

humaine et les phases de la vie du monde extérieur, sont les deux aspects de la même science, la Physiologie de l'humanité.

Ainsi, la vie est à la fois dans l'homme et ce qui l'environne : elle est dans leur association ; association dans laquelle, au point de vue de l'ensemble des faits, nous ne reconnaissons l'infériorité primitive ni de l'un, ni de l'autre, bien que nous sachions que, dans la coopération, il y a action et réaction des deux ordres d'influences. A la diversité de nos besoins ou de nos attractions, répond la diversité extérieure qui les satisfait en se combinant avec elle ; et notre milieu représente la moitié des conditions des fonctions dont nous représentons l'autre moitié.

II. Eh bien, Messieurs, l'union de l'Humanité et du Monde, et des diverses parties de l'humanité les unes avec les autres, ne s'est pas effectuée, n'a pas été comprise encore, ainsi que je viens de l'indiquer. Les relations d'intimité ont eu des caractères différens suivant les temps, et se sont maintenues à des conditions d'association de beaucoup inférieures à celles que je viens de vous signaler. — Les lois relatives à l'éducation et à la conservation des hommes traduisent ces modes d'être, indiquent le genre d'association ou de vie ; et le principe qui leur sert de base, en est l'expression abrégée ou la formule.

Parcourons rapidement cette diversité successive

dans l'ordre social, pour constater le progrès con-
tinuel du fait d'harmonie; et, divisant le sujet pour
le mieux comprendre , traitons la question en
examinant d'abord ce qui se passe, surtout dans
l'humanité.

III. Dans les temps les plus reculés, les branches
de la Famille humaine étaient très-distinctes; leurs
caractères différentiels ont permis aux Naturalistes
d'établir l'existence de plusieurs races. Nul doute que
ces coupes exprimaient autant de modes physiologiques , et que la vie du corps humanitaire avait une
manifestation spéciale dans chacune de ses divisions.
—Or, l'humanité est active , grandit et se régénère;
par conséquent, les distinctions qu'elle offre n'ont rien
d'absolu , et ce qui paraissait un fait immobile aux
premières époques de son développement , s'altère
ensuite et prend un nouvel aspect. Par l'effet de leurs
affinités natives , les individus appartenant aux diverses races se mêlent peu à peu ; et l'humanité devient plus homogène , perd sa diversité primitive
pour acquérir une autre diversité , sous l'action des
causes environnantes et de ses propres dispositions.
Elle renouvelle sa constitution physiologique et sa
forme, comme le corps vivant de l'homme renouvelle les siennes dans les efforts de son accroissement.
Les premiers types vont en s'unifiant , pour ne
constituer qu'une race qui pourtant les renferme

toutes, c'est-à-dire, qui est *une* dans la nouvelle variété de ses types et de la forme qu'elle revêt.

Aujourd'hui, examinez les différentes constitutions des peuples répandus sur la surface du Globe : en des lieux très-distincts les uns des autres, elles sont très-apparentes ; elles cessent de l'être si vous allez pas à pas d'un point à un autre, et la détermination du nombre des races devient un fait impossible à préciser. Ces différences, qui sont les traces de sections autrefois plus radicales, se montrent encore d'une manière saillante, si vous portez vos regards sur les parties les plus reculées, les plus inférieures de l'espèce humaine ; néanmoins elles tendent à se perdre, parce que la race la plus avancée envahit les autres, les use en les transformant, et toutes se perfectionnent par le progrès continu du corps humanitaire et la libre communication de ses parties. — Je ne dis pas, Messieurs, que nous marchions vers l'homogénéité ou l'unité de forme et de constitution physiologique; je dis que la diversité et l'unité seront à l'avenir aussi réelles l'une que l'autre et coexisteront, mais en changeant de caractère ; en même temps que je soutiens que les distinctions tranchées vraies dans le passé, doivent tôt ou tard disparaître. Des variétés nombreuses pourront être constatées ; elles seront corrélatives aux différences constitutives du milieu environnant, et n'en dépendront pas. C'est ainsi seulement, que nous concevons qu'il y aura plusieurs races et des nuances indéfinies dans une seule race, dans une vaste unité.

IV. Il faut voir de la même manière les différences des hommes réunis en groupes sur les divers points du Globe terrestre. A mesure que nous remontons à des époques plus reculées, ces groupes sont plus distincts, plus nombreux, plus dissemblables dans leur nature; l'humanité est moins unie dans les membres qui la constituent; elle se forme d'abord en tribus, ensuite en peuplades, en nations. L'isolement, le manque de relations qui laissait à chacune ses mœurs, ses habitudes et une nature exclusive en rapport avec un cercle borné de ressources particulières ayant cessé peu à peu, des alliances, des échanges de toute espèce ont amélioré, étendu la vie de chaque tribu, de chaque peuplade, et les différences tranchées ont disparu pour faire place à une fusion qui apportait des qualités communes à toutes. — Il existe encore aujourd'hui entre les peuples qui sont la réunion d'individus analogues, des différences de caractère physiologique très-remarquables. Les habitans des pays septentrionaux, les Esquimaux, les Samoèdes ressemblent certainement très-peu aux Indous qui vivent sous l'équateur; les peuples orientaux sont loin d'avoir la constitution de ceux qui habitent l'Europe; et chacune des nations qui entrent dans une masse de nations réunies, a son mode vivant qui la signale au milieu des autres , et souvent la fait brusquement ressortir parmi celles qui la touchent de près. — Il est incontestable pourtant que les relations fréquentes qui se sont établies entre le Nord et le Midi , l'Occident et l'Orient, ont amené des changemens profonds , quoique lents , et que les peuples se modifient par leur contact journalier. Ils s'imitent les uns les autres , conservent ou importent dans leur milieu une partie des innovations qu'ils ont reçues ou qu'ils ont observées ailleurs. C'est ainsi que la direction des fonctions des peuples se modifie , et qu'ils deviennent moins dissemblables entre eux. Non, certes, qu'il faille en conclure qu'à l'avenir il n'y aura que des ressemblances à constater : les différences correspondantes aux climats et aux localités subsisteront toujours ; mais elles ne seront pas absolues, puisqu'un individu de l'espèce humaine peut se coordonner à un ensemble , quel qu'il soit, de circonstances extérieures, à toutes sortes de *milieux*.

V. Messieurs , l'Humanité a ses âges que caractérisent des rythmes physiologiques distincts. Elle ne perd pas ce qu'elle a acquis , elle l'améliore , et aujourd'hui elle vous offre, réunies et sous un aspect nouveau, les phases successives par lesquelles elle a passé: la rénovation n'exclut pas l'identité.—L'histoire religieuse et l'histoire politique déroulent à leur manière les états physiologiques de l'humanité. —L'une en dit la vie théorique, l'autre la vie pratique, deux modes qui sont en corrélation et pourtant dans une mutuelle influence. L'humanité fait son évolution de sentiment, d'action et de pensée; elle SENT, c'est-à-dire, unit attractivement ses parties et se combine avec le monde environnant, dans le but d'appliquer sa puissance de connaître et sa puissance d'agir. A l'état sentant ou religieux de chacun de ses âges, à l'état sentant ou religieux des divisions de son corps dans le même âge, sont attachées une vie politique, une pratique sociale.

Ainsi, les premiers Indiens, les Perses, les Égyptiens avaient une constitution physiologique, un mode de sentir, de penser et d'agir; une manière de s'unir les uns avec les autres et avec le monde extérieur, qui spécifie un âge humanitaire et qui s'exprime par un ordre social et une vie pratique déterminés. Le minimum d'activité physiologique réalisa le fait immobile des castes, institution incompatible avec le mouvement ascendant de la vie, qui consacre l'inertie aux parties inférieures et l'activité aux sommités seulement. L'humanité vit alors dans son mode le plus imparfait : elle n'est, pour ainsi dire, qu'en disposition ou en germe, ce même être qui bientôt se manifestera surtout par une grande mobilité guerrière et ensuite par son mouvement intellectuel. Elle est comme l'enfant, d'abord remarquable par sa vie *abdominale*, fond commun

d'où s'irradieront la vie d'action qui a la *poitrine*
pour centre, la vie d'intelligence dont la *tête* est le
foyer principal. Les âges successifs de l'humanité
réunis ont leur image dans l'homme adulte, qui est à
la fois dans sa hiérarchie, abdomen, poitrine et tête.

Cependant, l'espèce humaine se perfectionne.
Maintenant c'est suivant d'autres lois physiologiques
qui sont sous la modification des anciennes lois, qu'elle
accorde ses membres entre eux et avec ce qui est en
dehors d'elle ; elle sent, pense et agit en polythéiste.
Dans la théorie et dans la pratique, religieusement et
politiquement, elle aime et recherche surtout l'indé-
pendance de la diversité. C'est en vue de l'action
physique qu'elle pense, qu'elle agit, et son action
est presque exclusivement guerrière : ses fonctions,
jusqu'aux plus spéciales, elle les exerce suivant le
mode relatif à cette destination. La vie expansive
des Romains est envahissante, tend à déborder de
toutes parts. En eux, ce sont les systêmes vasculaire
et musculaire qui sont les plus forts.

L'Espèce humaine grandit encore, et sans cesser
d'être ce qu'elle a été, devient chrétienne, c'est-à-
dire, aime l'aspect non matériel de ce qui est; elle met
la vie dans l'*esprit;* elle comprend suivant un mode
intellectuel d'accord avec cette manière de sentir ; elle
agit en vue du perfectionnement métaphysique des
sentimens et de la pensée. La vie dans ces deux modes
tend au simplisme, à l'unité ; l'aspect sensualiste ou

de diversité reste inaperçu. Cet état est l'inverse du précédent; il est défavorable à la vie physique qui est atrophiée. Ici, la vie matérielle ou temporelle du corps social est radicalement séparée de la vie spirituelle; mais, la forme gouvernementale indique les mêmes tendances et des réalisations pratiques analogues aux théories. Sous ce rapport également, il y a suprématie d'une part, et infériorité de l'autre. Les fonctions s'exercent aux conditions de l'inégalité, qui est le principe de l'ordre dans la société entière. — Nous pouvons dire que l'état physiologique qui constitue l'humanité chrétienne, est une combinaison de l'homme et de son milieu, dans laquelle l'emporte l'activité propre de l'homme; une combinaison du système vasculo-musculaire et du système nerveux avec suractivité nerveuse et subalternisation des fonctions vasculaire et musculaire ; enfin, un mode de combinaison du système nerveux, qui donne la prééminence aux parties profondes sur les parties périphériques, à la réflexion sur l'exercice des sens, d'où s'ensuivent des manifestations particulières dans lesquelles les phénomènes de concentration l'emportent sur ceux d'expansion. La vie chrétienne, rigoureusement pratiquée, refoule à l'intérieur toute activité ; elle fait généralement des mœurs sévères, tristes et de dissimulation ; et dans les classes inférieures, abaissées sous l'inégalité permanente de naissance et de fortune, maintient des dispositions

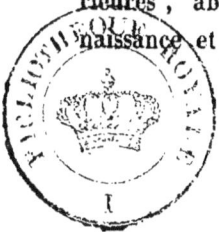

haineuses et jalouses. Ce système , dans le corps social, gêne le développement de ceux qui sont placés
au bas de la hiérarchie, et dans l'individu subalternise
la vie sous-diaphragmatique à la vie supérieure.

Toutefois, l'espèce humaine, à cette période de son
évolution, ne sent pas de la même manière dans
ses diverses parties : il en est qui se sont montrées
autrement religieuses que celles qui furent chré-
tiennes. En effet, les sectateurs de Mahomet ont obéi
à des tendances, ont suivi des lois physiologiques
auxquelles répond une vie sociale qui a ses traits
distinctifs. La résignation à une volonté suprême, la
passiveté sous l'influence extérieure sont peu favorables au progrès de l'intelligence et aux applications
de la force physique , qui s'exerce encore suivant le
mode guerrier plutôt que suivant le mode industriel.
Le musulman fait une très-large part aux fonctions
que le chrétien comprime. Il pratique un sensualisme
qui nuit à la vie nerveuse; il ne donne pas à la vie
d'action une destination positive. Les sociétés qu'il a
constituées , offrent dans leur sein des inégalités
absolues , établissent des rapports de supérieurs et
d'inférieurs, dans lesquels ceux-ci sont sacrifiés. Il y a
despotisme, mais à des conditions différentes de celles
de la féodalité chrétienne.

Telles sont les rénovations physiologiques par lesquelles nous sommes passés. Aujourd'hui l'humanité
les présente à l'état de combinaison, surtout dans les

rangs avancés, dans les parties qui, vivant du mode humanitaire le plus perfectionné, absorbent, envahissent par une régénération continuelle les parties arriérées dans la vie, les parties inférieures de son corps ; car, la communion va croissant entre les rameaux de la famille humaine, et l'exclusivisme, qui sépare les chrétiens et les musulmans, disparaît. La constitution spiritualiste des uns a reçu de fortes atteintes ; celle des autres éprouve une altération inverse par des contacts répétés. L'humanité s'achemine vers l'unité religieuse et sociale, dans ce sens néanmoins que les différences que le passé a mises en vue et que le moment présent manifeste encore, ne s'éteindront jamais, puisqu'elles correspondent à des états naturels, séparés autrefois, combinés aujourd'hui. Il y aura donc toujours un seul mode religieux et plusieurs modes religieux en même temps : l'espèce humaine sera simultanément panthéiste, polythéiste, chrétienne et musulmane ; manière de sentir, état physiologique complet qui les embrasse tous.

Si nous considérons les mutations de la vie politique et les formes gouvernementales du passé, et la multiplicité actuelle qui en est la continuation modifiée, nous ne balancerons pas à les repousser comme des faits absolus et à les admettre comme la répétition variée et progressive du même fait, conduisant à une forme qui soit la combinaison de toutes les formes, à un mode politique qui les contienne tous ; car elle

répondra à des besoins politiques réels et différens ,
qui seront satisfaits sans être hostiles , à la faveur
de l'association. Ainsi,· la multiplicité grecque et
romaine du polythéisme, l'unité du christianisme ,
qui , après des changemens devenus nécessaires ,
régissent les peuples actuels , seront combinés dans
une organisation qui répondra également à la diversité et à l'unité politique. Les deux formes exclusives
et par conséquent arriérées du passé, sont déjà aban-
données par les peuples qui sont placés à la tête de
l'humanité : là elles se confondent par leur rappro-
chement; elles se mêlent et préparent un état à la
fois monarchique et républicain d'ordre et de liberté.
Non , je le répète, que tous les rameaux de la famille
humaine soient destinés à présenter une forme gouvernementale identique ; puisque, si , par nature, ils
ont des besoins semblables , ils ont, par nature aussi,
des besoins différens. On verra des prédominances en
sens divers dans la vie politique , comme il y a des
spécialités diverses dans la vie commune.

Cet état de choses supposera évidemment dans
l'humanité un perfectionnement du mode physiologique. Il réalisera l'harmonie à des conditions de
sentiment, d'action et de pensée que je vais bientôt
vous faire connaître.

Il en est des sectes religieuses et des sectes philoso-
phiques, comme des différences générales dont nous
venons de parler. D'autant plus tranchées dans leur

nature et plus hostiles les unes aux autres, que vous
vous transportez dans un passé plus éloigné, vous les
voyez, au contraire, à mesure que vous descendez
vers l'époque où nous sommes, plus disposées à se
rendre une mutuelle justice, à se mêler, à se fondre
dans des principes communs. Elles sont toutes, ou
principalement sensualistes, ou principalement spiri-
tualistes, avec des nuances diverses; et toutes ces sectes ont leur raison d'être dans la nature physiologique
qui est propre à un certain nombre d'hommes. C'est
pourquoi elles ne sauraient se perdre entièrement
dans un système philosophique et religieux complet;
elles y revivront, sans faire secte ou en association,
de manière à ce que chacun sentira, comprendra,
pratiquera la vie, d'après sa nature spéciale, sans
cesser de la sentir, de la comprendre et de la pra-
tiquer comme ses semblables.

VI. Messieurs, les différences que je viens d'énu-
mérer, de même que les transformations sous lesquelles
elles reparaissent, dérivent d'états spéciaux du mode
de sentir, fait fondamental qui les contient tous : un
changement est senti avant d'être compris et de réaliser des actes. Jusqu'ici, c'est avec résistance d'une
partie du corps social que se sont effectués les changemens désirés par d'autres, et dont le résultat était
d'en lier plus étroitement les membres. Les besoins
étaient reconnus, les améliorations correspondantes

acceptées théoriquement, bien avant de pénétrer
dans la vie pratique. Ainsi, la fraternité chrétienne
dans la hiérarchie et l'élévation d'après les mérites,
fut pratiquée de bonne heure, dans l'église catho-
lique; mais on attend encore sa réalisation dans la
vie civile, quoiqu'elle soit sentie et reconnue bonne
théoriquement. Les efforts tentés dans ce but ne sont
pas complétement perdus sans doute, mais les obsta-
cles à surmonter sont grands encore; car, dans la
nation la plus avancée, il existe des coupes anorma-
les qui, bien que dès à présent sans motif valable,
résistent, ne s'effacent point, ne laissent apercevoir
les différences véritables fondées sur notre nature
actuelle, qu'avec lenteur et difficulté. Mais toute
théorie a tôt ou tard sa pratique. — Il en est des distinctions qui séparent les parties d'une nation isolément, comme des distinctions générales précédentes,
que nous avons pourtant suivies jusqu'à l'état d'association. Ainsi, il est incontestable que la division de
Maîtres et d'Esclaves a été, dans des temps antérieurs
aux nôtres, et même, à quelques égards, de nos jours,
un fait physiologique normal. Il y a eu supériorité native des uns et infériorité native des autres : ceux-ci,
pour un certain temps au moins, étaient faits pour
obéir; ceux-là pour commander. Cependant l'activité des inférieurs a pris un accroissement rapide,
et le mélange qui s'est fait des supérieurs et des
inférieurs, a profondément altéré les caractères des

uns et des autres. Les deux classes se sont combi-
nées peu à peu et se sont réciproquement améliorées.
Sans s'identifier, elles se sont unies, autant par leurs
analogies que par leur dissemblances. Ces différences
subsisteront toujours; il y aura toujours des supérieurs et des inférieurs, mais aux conditions d'une
hiérarchie favorable à tous, c'est-à-dire, dans une
association où chacun déployera librement son activité naturelle. — Ainsi, des Nobles et des Roturiers
qui ont constitué des états séparés. On a pu dire, avec
raison, qu'un individu de race noble ne sentait pas,
ne pensait, n'agissait pas comme un individu de la
classe bourgeoise. Eh bien! cette différence, juste
autrefois, l'a été de moins en moins depuis : il s'est
opéré des alliances au profit du corps social tout entier. Il est vrai que si les aristocraties anciennes se
perdent, l'aristocratie ne se perd pas ; puisque les
différences de nature physiologique et les inégalités de
puissance active parmi les hommes, sont un fait qui,
loin de périr, doit devenir au contraire, un motif
d'association. Seulement les distinctions, pour nous,
ne seront légitimes, qu'autant qu'elles seront relatives aux destinations ; dans l'échelle sociale, elles
donneront les fonctions et le rang.

Enfin, les Riches et les Pauvres ont fait et font
encore deux classes ; cependant, déjà aujourd'hui,
on passe par transitions insensibles de l'une à l'autre.
En comparant les points extrêmes, vous les trouvez

2

vicieux ou anormaux, parce qu'ils présentent encore des différences exclusives, et qu'on peut dire que les pauvres ont des besoins, un mode sentant, pensant et agissant qui les distingue des riches. Toutefois, cet état de choses s'améliore incessamment : la richesse, de jour en jour, est moins inégalement répartie ; la classe pauvre voit augmenter peu à peu le nombre de ses satisfactions matérielles, et élève aussi graduellement ses sentimens et son intelligence.

Parler des différences de nature des oisifs et des travailleurs, c'est reproduire une distinction analogue, et qui s'efface avec rapidité. En effet, à mesure que nous avançons, il est moins de puissances actives inoccupées ; le travail est plus estimé et les aptitudes naturelles sont mieux consultées. D'autre part, il y a de l'allègement pour ceux qui se livrent à un travail excessif ou pénible, dans les progrès des arts industriels et l'augmentation du salaire.

C'est du travail et des aptitudes naturelles de tous les ordres également, que dérivent, Messieurs, les véritables inégalités, les seules distinctions qui soient légitimes dans notre mode actuel de sentir. Celles-là obtiendront de nous l'estime et le respect qu'ont obtenus de nos ancêtres les différences qui maintenant sont illégitimes ou incompatibles avec la constitution physiologique qui nous est acquise. Les distinctions qui tendent à s'établir dans le corps humanitaire, et qui déjà sont saisissables dans ses

parties les plus vivantes, sont relatives aux modes de
sentir, de penser et d'agir des membres de ce corps.
Or, le mode vivant de notre époque, c'est de désirer
le développement de nos facultés et des facultés de
nos semblables, de vouloir exercer de concert avec
eux, avec un égal amour, notre puissance de connaître et d'agir, et notre aptitude aux beaux-arts.
Nous sommes maintenant constitués de telle sorte,
que nous voulons produire dans cette triple direction, afin de satisfaire dans leurs limites normales les
besoins de notre vie sentimentale, sociale ou artistique, les besoins de notre vie physique, autant que
ceux de notre vie intellectuelle. — A ce point de
vue, il n'y a pas de coupes tranchées dans le Corps
social, mais des prédominances correspondantes à ces
modes physiologiques, toujours associés dans le but
commun. Dans la hiérarchie sociétaire, le mouvement ascendant est continu ; la vie circule sans
obstacle des racines aux branches, de la base aux
sommités ; chacun a sa place, s'élève au rang auquel
il a le droit, par le mode et le degré de son activité
d'artiste, d'homme de science ou d'homme d'action.
L'humanité, après avoir été principalement vasculaire
et musculaire, principalement nerveuse et encéphalique, est devenue à la fois l'une et l'autre, c'est-à-dire,
celluleuse nerveuse vasculaire. Chacun des trois systêmes
généraux, ou des groupes naturels qui forment le

corps social est composé de natures physiologiques,
plus analogues entre elles qu'elles ne le sont avec
celles des autres groupes; il a sa destination dans
le but général. Mais, s'il y a de l'analogie entre les
membres d'un groupe, il n'y a pas cependant
identité: des divisions dans le groupe rapprochent à
leur tour des natures spéciales, plus semblables entre
elles qu'elles ne le sont avec les autres ; et chaque
individu, enfin, est une variété qui marche à sa
manière au but de tous, vit comme tous, mais en
son mode propre. Il a sa fonction dans l'espèce,
comme l'espèce dans le genre, comme le genre
dans le groupe, comme le groupe dans le corps de
la nation, la nation dans l'humanité. Toute vie est
à la fois et de plus en plus générale et particulière,
partout une et diverse en même temps. L'individu,
le groupe, la nation, sentent, agissent et pensent
comme l'humanité; mais, l'individu, le groupe, la
nation, sentent, agissent, pensent en mode intellectuel, ou bien en mode industriel, ou enfin en mode
artistique et gouvernemental.

ARTICLE DEUXIÈME.

Diversité du Milieu appartenant à l'Espèce humaine.

VII. Si nous examinons maintenant, Messieurs,
l'autre face de notre sujet, afin de savoir à quelles
conditions du MILIEU qui nous entoure, s'effectue

l'harmonie progressive de l'espèce humaine et de ce milieu , il faut reconnaître que ce dernier a subi des changemens successifs dans les nombreuses influences qui le constituent et leur mode d'association , et que ces changemens sont corrélatifs à ceux de l'humanité elle-même.

Le Milieu est un ensemble de circonstances faites pour se coordonner avec l'humanité ; il se compose des corps célestes en relation avec notre planète , de l'atmosphère , des parties liquides et solides du Globe terrestre et des êtres qui sont en lui. Le milieu , par conséquent , n'est pas une série dont il faille étudier isolément les membres lorsqu'ils agissent sur nous , mais une association de corps , fonctionnant de concert avec le nôtre , pour produire la vie humaine ; et chacune de ses influences n'agit jamais seule , mais en tant que combinée aux autres. — Si nos phénomènes fonctionnels n'étaient qu'un effet du monde extérieur , la mobilité de ce dernier , ses variations continuelles seraient un fait que personne ne contesterait , puisqu'il y a mobilité continuelle dans les manifestations de la vie de l'humanité. Sera-t-il plus difficile à admettre si le monde extérieur n'est pas *cause* , et si l'espèce humaine étant active comme lui , les phénomènes de la vie avec leurs modifications sont produits par ces deux ordres d'influences unies? Non , sans doute; et vous direz que le mode d'action du milieu a changé en

même temps que celui de l'humanité. Bien mieux ,
le progrès incontestable qui s'est accompli dans les
actes de la vie , nous oblige d'admettre que le milieu
s'est constamment perfectionné , tant par les mutations directes du Globe terrestre , que par l'action
même de l'homme, qui cultive, embellit incessamment
la terre, et assainit l'enveloppe d'air qui la recouvre.
— Je sais qu'il sera très-difficile de qualifier avec
précision les changemens successifs du Milieu de l'espèce humaine , de marquer les révolutions qu'ont
subies le sol et l'atmosphère : elles sont l'objet de la
Météorologie , science jeune encore et peu précise
dans ses faits et ses principes , qui constatera avec
détail , un jour , qu'il y a aussi progrès extérieur.
Maintenant , il est au moins permis d'affirmer , non-
seulement que le Globe terrestre et tout ce qui s'y
rattache, s'est constamment transformé ; mais encore
que, toujours semblable à lui-même, ce milieu est
devenu de plus en plus habitable pour l'Espéce humaine, de plus en plus avantageux à sa conservation , par des progrès correspondans aux siens.

VIII. Vu tel qu'il est aujourd'hui, le Milieu, comme
l'humanité avec laquelle il s'est associé, est unité et
diversité simultanées. Cette diversité du monde extérieur peut être qualifiée par la diversité elle-même du
mode physiologique des branches du corps humanitaire, des nations et des groupes naturels de chaque

'nation. Enfin , relativement au triple but fonctionnel.
de notre espéce, la diversité des modes d'association
des circonstances appartenant au milieu, est indéfinie,
comme le sont les modes d'association des circonstances propres à l'être humain , comme le sont les
modes fonctionnels de sentiment, d'action et de pensée
qui résultent de cette double combinaison. — Oui ,
Messieurs , de quelque manière que vous preniez le
milieu dans lequel nous sommes, il est une combinaison d'influences actives. C'est pourquoi, s'il agit sur
nous et d'accord avec nous, ce n'est point par une
de ses parties isolément , par une de ses qualités
seules, mais par tout ce qu'il est, suivant des modes
et des prédominances qui qualifient son action. Ces
modes et ces prédominances varient incessamment et
d'une manière corrélative aux modes humains. De
leur association diverse et toujours la même résultent la vie de sentiment, d'action et d'idées de l'humanité, ou du Globe terrestre à son état physiologique
le plus parfait.

Il est clair maintenant que, pour avoir une mesure
exacte de la part que les circonstances extérieures
ont dans la vie , il faut étudier leur combinaison
entière agissant sur une ou plusieurs de ses parties,
par une ou plusieurs de ses qualités. Dans le cas le
plus favorable au morcellement , celui dans lequel
ressort le mieux l'action spéciale d'une circonstance
extérieure, rigoureusement on ne saurait faire du

morcellement pur; toujours il doit être question d'une
qualité prédominante de la combinaison et non pas
d'un élément, d'un principe actif qui serait invoqué
comme *cause exclusive* au milieu des autres circonstances. Là, comme dans le Corps social, quand
l'état normal est changé, quand un fait quelconque
de désordre apparaît, jamais véritablement il n'est
légitime d'en placer *la cause* dans un objet isolé ou
une qualité exclusive; car, lors même qu'une qualité a été plus influente que les autres, elle a été unie
à d'autres qualités du milieu combiné suivant le mode
relatif au résultat produit. — C'est dans cet esprit
qu'il faut, par exemple, approfondir les circonstances
extérieures qui se coordonnent de manière à faire
éclater, moyennant des dispositions spécifiques ou
corrélatives à l'état du milieu de la part de l'Espèce
humaine, ces grandes perturbations de la santé qui
intéressent un grand nombre de personnes et que
l'on appelle *maladies épidémiques*. Non, ce n'est
pas un principe actif caché parmi les circonstances
environnantes qu'il faut accuser; on ferait une abs-
traction et on la convertirait en cause, pour expliquer
le caractère spécial du phénomène morbide qu'on a
sous les yeux. Pour nous, sa nature, sa spécificité
résultent d'un mode de conditions des élémens du
milieu, et d'une disposition correspondante dans les
hommes qui se trouvent en rapport avec lui.

IX. Tel est , Messieurs, le sens des faits compris dans l'idée du MILIEU. Dans l'influence qu'il exerce principalement par ses qualités de chaleur et de lumière, il est ce qu'on a nommé *climat*. Ces qualités, toutes spéciales qu'elles paraissent, n'ont pas une action distincte de l'action des autres qualités de l'air, du sol, des eaux et des alimens; elles sont en réalité le milieu ambiant , qui agit surtout en tant que chaud et lumineux. — Étudiés sous ce rapport, les divers points du Globe terrestre ont chacun un mode actif qui les caractérise. Les climats sont nombreux et ne sont pas seulement des degrés de la même action, ils sont des combinaisons ; et si l'on embrasse la totalité des différences de ce genre , on passera par des nuances insensibles d'un climat à un autre, on appréciera une série innombrable de variétés du même fait, on reconnaîtra l'existence à la fois d'un seul et de plusieurs climats. — J'en pourrais dire autant des *saisons*.

Le Milieu envisagé dans les qualités qu'il reçoit de la situation du sol , de la nature de l'aliment , de l'air et des eaux, est un objet d'étude inséparable du précédent. C'est encore le milieu entier, mais à un point de vue qui. tout en renfermant le précédent, en est pourtant distinct aussi. Les *localités* représentent un mode d'être et d'agir extérieur non moins varié que les autres ; chaque point du Globe terrestre répond à un mode physiologique humain. Et il en est d'une des circonstances appartenant au milieu de la localité, le sol, par exemple, comme de leur ensemble : pour savoir ce qu'elle est, il faut l'observer isolément et en combinaison avec tout le reste : ainsi des conditions alimentaires de la localité, de ses qualités respirables, de ses influences sur la sensibilité, l'intelligence et l'action volontaire. Vous admettrez la diversité de cet état extérieur, si vous songez à la diversité des groupes physiologiques avec lesquels il doit se coordonner, à la vie des individualités dont il est un aspect. Et si, dans la fonction la plus locale du corps pris abstraitement, il y a coopération du système total, il y a coopération du milieu total dans l'action la plus partielle du milieu.

X. Voilà, Messieurs, avec quelque détail ce fait principe d'Harmonie qui a été mon point de départ. — Un phénomène quelconque veut le concours actif du moi et du non-moi ; toute faculté propre à l'économie humaine a, en dehors d'elle, une activité qu'elle complète et par qui elle est complétée : ainsi du Globe terrestre dans ses relations avec le système planétaire dont il est comme un organe, ainsi d'un organe dans le système du corps humain.

Évidemment les conditions de l'harmonie, ainsi conçues, ne sont pas celles qui ont été formulées jusqu'ici dans la physiologie sociale et la science de l'Hygiène. — Ceux qui voulaient l'harmonie avec suprématie de l'activité de l'homme, donnaient une attention secondaire aux influences puissantes du monde extérieur. La cause des variations de la santé résidait, pour eux, dans les manières d'être et d'agir, dans les facultés et dispositions actives de l'économie humaine.

Ceux qui voulaient l'harmonie avec suprématie du non-moi et passivité du corps vivant, recherchaient avec un grand soin les changemens des choses extérieures, et appelaient effet de ces choses les mutations de la santé : l'Hygiène pour eux n'était, comme la Matière médicale, qu'une étude de *moyens*.

Et nous qui sentons et comprenons l'harmonie aux conditions d'une égale influence des deux parts, qui voyons la vie autant dans le monde extérieur que dans l'être humain, qui mettons la cause des changemens de la santé dans l'un et l'autre, pour qui le mot *cause* exprime un mode de combinaison d'influences toutes actives, nous faisons marcher de front la connaissance des modificateurs propres à l'homme et des modificateurs externes. — Quand nous constatons dans l'influence combinée de nous et de ce qui n'est pas nous, la suprématie des associés extérieurs, nous sommes matérialistes, mais à un autre titre que nos prédécesseurs. Quand nous constatons dans sa coopération la prédominance des associés intérieurs ou du système vivant, nous sommes vitalistes dans un sens nouveau. Et la science de l'Hygiène n'en est pas moins pour nous une science de *moyens;* car, nous voulons nous servir des agens externes pour modifier la vie, mais c'est à condition de les harmoniser avec l'état des influences et dispositions individuelles actives. Nous voulons modifier les fonctions en donnant une direction meilleure aux puissances individuelles; mais à condition de trouver en dehors l'ensemble de circonstances qui correspondent spécifiquement, si je peux ainsi parler, au rythme physiologique que nous désirons d'obtenir. — Le but est sans cesse de mettre en accord, et de tenir dans le meilleur accord possible par tous les moyens, deux ordres d'associés, la Famille humaine et le Milieu ; de mettre les branches de la famille humaine, les nations, les groupes de natures analogues, les individus dans le meilleur état d'harmonie, l'Harmonie d'association à la fois avec eux-mêmes et tout ce qui n'est pas eux.

DEUXIÈME PARTIE.

ARTICLE PREMIER.

Des Règlemens hygiéniques du passé.

I. Sans doute, Messieurs, de quelque manière que la Famille humaine se soit disposée sur la surface de la Terre, de quelque manière qu'elle s'y dispose à l'avenir, elle a effectué et continuera sa marche progressive; quelle que soit l'organisation sociale qu'elle ait adoptée et celle qu'elle adoptera encore, elle ne saurait suivre d'autre loi que celle de sa nature qui est une harmonie croissante. Mais, il est un état d'harmonie supérieur à ceux dans lesquels elle a vécu jusqu'à ce jour: il est des affinités plus vives, plus directes, plus capables de lier les nombreux rameaux de son corps avec les régions du Globe terrestre, que celles qui jusqu'ici l'ont animée; comme il est des affinités, en quelque sorte, électives entre deux nations, entre deux groupes, entre deux personnes semblables. — L'humanité, les nations, les individus ont tendu avec activité à l'Harmonie d'association : le progrès consiste à s'en rapprocher de plus en plus,

afin de donner à nos facultés toute leur puissance de
développement et d'application, toutes les satisfactions
dont elles sont appelées à jouir. L'Espèce humaine
s'est avancée vers sa destination ; d'abord comme par
instinct, ensuite par des efforts plus réfléchis : à mesure que le but était mieux senti et mieux raisonné,
la marche était plus directe. — De là, des règlemens
hygiéniques successifs pour l'*éducation* et la *conservation* des hommes. Ces lois, formulées par des
Physiologistes éminens entre tous, par les Directeurs
religieux et politiques de l'humanité, sont l'expression
de la vie réelle, la traduction écrite de la vie pratique,
et, en même temps, un moyen d'élever et de soutenir
le mouvement de la vie sociale. Elles se maintiennent,
tant qu'elles sont en rapport avec le sentiment ou les
besoins du temps ; elles doivent changer avec ces
besoins, non-seulement pour ne pas devenir un obstacle au mouvement humanitaire, mais pour s'accommoder à lui, l'activer, lui servir d'appui.

Sachez donc maintenant, Messieurs, embrasser
le domaine entier de la science et de l'art qui développent les hommes et les conservent sains ; et récapi-
tulant rapidement avec moi les principaux systèmes
de lois hygiéniques qui ont été successivement en
rapport avec les modes physiologiques de l'humanité,
voyons ensemble comment ils doivent se transformer
encore pour devenir le système hygiénique de la vie
d'association.

II. A toutes les époques, il a été fait des lois pour l'éducation et la conservation des hommes, des règles touchant l'emploi des choses extérieures et la direction de l'activité des masses et des individus. Elles ont été nettement précisées et systématisées, quand le but social était bien déterminé; elles ont été d'autant mieux observées, que l'organisation sociale existante était moins altérée, ou qu'elle était l'expression plus réelle de la vie.

Les Indiens, les Chaldéens, les Égyptiens ont eu leur hygiène sociale; vous en trouvez des traces dans l'exposé que les historiens donnent de leur législation.

Nous avons des notions plus exactes du système hygiénique des Grecs et des Romains. Athènes, Sparte et Rome, étudiées dans leur période d'accroissement, nous montrent les diverses faces d'une vie pratique semblable. — Le but général était la guerre : l'éducation, les habitudes, les mœurs, le genre de vie étaient faits pour y conduire. On aimait la beauté unie à la force; il fallait à la patrie des citoyens vigoureux, forts d'âme et de corps. Dès la naissance, toutes les épreuves étaient calculées avec cette intention; dans l'âge mûr, la pratique de la vie manifestait encore le désir de les conserver tels. La quantité et la qualité des alimens étaient mises en rapport avec le perfectionnement physique, avec les exercices et les déperditions du corps ; le règlement alimentaire et le règlement gymnastique étaient combinés. C'est au gymnase que se faisait en grande partie l'éducation. Là, on proportionnait les exercices à l'âge; on accommodait les vêtemens au degré de force acquise. Les bains, la natation, la chasse aux bêtes, tout se faisait en vue de l'art de la guerre. Au temps de repos même, ou dans l'intervalle des combats, les hommes se livraient aux exercices dans des jeux publics qui étaient une institution sociale. La gymnastique athlétique des Grecs et des Romains tenait de près à la gymnastique guerrière, et ses jeux étaient encore des combats. — Quant à l'intelligence, évidemment son perfectionnement était moins estimé que le perfectionnement matériel, et l'on reconnaissait en elle les caractères de la vie totale, car elle était surtout dirigée sur les faits relatifs à l'art de la guerre; ou si elle sortait de cette voie, elle ne se recueillait pas pour réfléchir, elle s'exerçait de préférence à l'observation des objets sensibles ou du monde extérieur.

L'Éducation morale qui se propose la direction des sentimens des hommes, inspirait surtout l'amour de la patrie et de la gloire guerrière. C'est dans ce sens que les artistes étaient sociaux; ils repoussaient les arts frivoles, le luxe et ses recherches, et s'appliquaient à représenter la beauté et la force physique. — Les poètes faisaient le récit des actions héroïques. — Les musiciens excitaient par la combinaison des sons, l'audace et le courage qui les enfante.

Vous comprenez , Messieurs , combien ce systême hygiénique , éminemment avantageux aux hommes d'action, aux natures vasculaires et musculaires , l'était peu aux hommes d'intelligence , aux natures nerveuses et délicates : ainsi le voulait la disposition générale qui , étant plutôt à la vie d'action , réclamait des lois qui pussent conduire , soutenir, exciter physiquement l'activité des peuples. Toute fonction , en effet, était exercée d'après le matérialisme dominant, et de manière à remplir la destination sociale de cet âge de l'humanité , qui était de s'attacher aux choses de la terre. D'un autre côté , ce rythme physiologique vous fait pressentir dans quelle direction l'état normal pouvait devenir morbide , vicieux ou criminel.

Ces règles hygiéniques s'altérèrent ou furent négligées peu à peu , parce que la constitution elle-même des peuples anciens changeait : le temps préparait des dispositions favorables à l'intelligence ou au systême nerveux ; le mode grossier suivant lequel s'exerçait la force physique , s'épuisait. Déjà les pratiques des pythagoriciens en Grèce , celles de quelques philosophes à Rome ; déjà l'apparition des premiers chrétiens appelaient les hommes à des habitudes opposées à celles du sensualisme , annonçaient une pratique nouvelle de la vie. Les institutions sévères des républiques de Sparte et de Rome s'étaient corrompues , disent les historiens ; l'état physiologique des peuples se modifiait ; et le monde romain, lors de sa chute, sans règles hygiéniques positives, n'obéissait qu'aux débris des vieux systêmes. Comme à toute époque de rénovation, le caprice individuel était là loi ; la vie humaine acquérait une autre prédominance, et se disposait à accomplir son progrès par le mode intellectuel ; les natures nerveuses devaient régner à leur tour. — L'éducation, la conservation des hommes furent réglées d'après le but du Christianisme.

IV. Cependant, des modifications pratiques s'effectuaient en Orient, différentes de celles dont nous venons de suivre la succession en Occident. Elles sont écrites dans les institutions de Moïse et dans celles de Mahomet. — Moïse, chef d'un peuple difficile à gouverner, voulait l'exercer à la discipline de l'obéissance, l'adoucir dans l'âpreté de ses mœurs et dans ses habitudes trop grossièrement matérielles, le former enfin comme un peuple modèle, élu parmi les autres pour leur devenir supérieur par le sentiment, l'action et l'intelligence. C'est pourquoi il institua des lois conformes à ce but, conformes à la constitution de ce peuple et à celle du pays qu'il habitait. — Il fixa son régime alimentaire, duquel il exclut les liqueurs excitantes, les substances trop succulentes, celles qui se corrompent promptement ou qui sont d'une digestion difficile. Il ordonna les jeûnes, qui modèrent l'énergie physique et rétablissent la force digestive. Les soins de propreté, les lotions légales, l'éloignement de toute souillure, la défense de se rapprocher des femmes à certains jours, étaient des préceptes de même nature. Ces pratiques et l'obser-vation du jour du Sabbat, les exercices pieux, l'en-couragement donné aux sentimens de douceur et de bonté, concouraient, avec les lois les plus humaines, à polir la rudesse de la vie matérielle des Juifs.

V. L'humanité, en Orient, s'avança peu à peu vers un état de sensualisme, qui, au fond, renferme encore le précédent. Les lois hygiéniques formulées par Mahomet, sont les analogues de celles du peuple juif. — Le but social était surtout la guerre, bien que les Arabes ou Sarrazins aient fait une assez belle part à l'intelligence, qu'ils dirigèrent vers la connaissance de l'aspect physique des choses. Il est vrai qu'elle ne devait pas dépasser des limites que les croyances religieuses avaient posées. — Voici les règles principales des natures sensuelles de l'Orient. Mahomet écarta du régime alimentaire les boissons alcooliques, qui exaltent les mouvemens de l'économie humaine; il institua le jeûne du Ramazan, pour cor-respondre aux mois les plus chauds de l'année : ce jeûne est suivi de fêtes pour lesquelles il n'y a plus d'abstinences. Ces préceptes conviennent aux peuples des contrées chaudes de l'Asie et de l'Afrique, chez lesquels le régime végétal a des avantages pareils à

ceux que, dans le Nord, a l'usage des viandes. Il en
est de même des purifications, des ablutions, de la
circoncision. — Cependant, et l'empreinte de la
croyance religieuse est ici remarquable, les Turcs ne
conservèrent pas des Hébreux les précautions relatives aux maladies et à leur propagation. Ils ne
prennent aucune mesure contre la peste. La passiveté
aux décrets de Dieu, qui n'a rien laissé à régler, les
rend spectateurs tranquilles des évènemens.

La loi qui fixe les relations sexuelles, est conforme
également à la nature des peuples et du milieu. Elle
permet plusieurs femmes à un homme, dans un pays
où les femmes, nubiles à 8, 9 ou 10 ans, sont vieilles
à 20 ans. D'autre part, les lois qui consacrent la
clôture des femmes et le despotisme des hommes,
s'expliquent par cette considération hygiénique, que
l'âge de la beauté est celui de l'enfance, et que la
constitution physiologique et le milieu donnent à la
vie physique une expansion qui a besoin d'être
réprimée.

Toutefois, peu à peu ces règles se sont altérées;
d'autres pratiques font supposer que l'Espèce humaine, en Orient, commence à changer de but et de
direction, et, par conséquent, que d'autres lois sont
nécessaires.

VI. En Occident, l'humanité et son milieu sont
devenus chrétiens; la vie pratique obéit à un système

inverse de celui-là. — L'éducation, le maintien de la
santé, l'exercice des fonctions sociales et individuelles n'ont plus pour objet la conquête, mais le
développement spiritualiste des hommes. Les pen-
chans favorables au perfectionnement de l'âme sont
encouragés; ceux qui portent aux satisfactions du
corps sont réprimés. La femme est traitée comme
l'inférieure de l'homme. La vie intellectuelle domine
la vie physique. L'éducation donne tous ses soins à
l'une, ne s'intéresse point à l'autre. Et l'exercice de
l'intelligence est conduit de la même manière que
celui de l'homme ou du corps social pris en totalité ;
c'est-à-dire, qu'on excite tout ce qu'il y a en lui de
rationnel et de métaphysique, et qu'on néglige ou
déprécie le mode 'intellectuel des sens. Telle est la
règle tracée à l'intelligence : dans l'Univers, la
société, l'homme, on étudie l'ordre, la coordination,
l'esprit ou Dieu, abandonnant l'aspect matériel
comme très-secondaire. — La méditation, la prière
entrent dans la culture de l'âme; elles exaltent l'esprit et rabaissent le corps. — Dans la société, le
pouvoir spirituel doit être exercé dans le but de com-
primer le pouvoir temporel, qui a une tendance toujours brutale et contraire à l'esprit de paix.

Le système chrétien n'ayant point fixé d'emploi
pacifique positif à la force physique, il n'y a point
d'éducation professionnelle: le ciel l'occupe beaucoup
plus que la terre. Les rois ont continué la vie guerrière

du monde ancien ; mais le système militaire a été changé , et on n'y a conservé quelques traces de la gymnastique , que tant que la force physique a été un moyen de succès dans les combats singuliers , les siéges de châteaux , etc. La mode de la chevalerie l'a transportée dans les tournois, qui ont disparu avec le système féodal. Enfin , il n'est resté qu'une sorte de gymnastique militaire, qui n'a jamais été bien régularisée. — Il suit de là que la force matérielle , insensiblement transformée, est peu à peu devenue laborieuse et productrice par ses propres tendances , et en dehors du système de l'Église chrétienne, pour laquelle la paix était encore le repos de la vie sédentaire. — Que si maintenant nous passions en revue les fonctions de l'abdomen aux extrémités de la hiérarchie vivante de l'homme, nous trouverions l'aspect sensuel ou voluptueux réprouvé partout. Dans l'exercice de la fonction digestive et du sens du goût, il faut, en chrétien , écarter ce qui pourrait nuire au calme de l'âme : il suffit d'entretenir le corps, et l'abstinence est une vertu. L'institution hygiénique du carême répond à ce moment de l'année où le mouvement expansif de la vie éclate avec une activité qui peut être excessive, où le système vasculaire et les organes générateurs sont le plus vivement émus. Des jeûnes étaient fixés à l'époque de certaines fêtes, à des jours de la semaine qui touchent immédiatement ceux de la prière et de la

méditation. Et même peut-être était-il dans l'esprit
de ce système que les serfs, les vassaux , les classes
inférieures dussent se restreindre au régime végétal,
tandis que les classes supérieures, fortes, conqué-
rantes , consommeraient davantage de chair. Le régime végétal , en effet , semble avoir partout quelque rapport avec les habitudes d'obéissance passive
et de timidité. — De l'exercice de tous les organes
des sens était exclue la jouissance physique. — Et la
fonction sexuelle elle-même était privée de son aspect
sensuel: la loi sévère de la monogamie repoussait la
diversité des modes aimans et réprimait les élans
d'un amour expansif. Que vous dirai-je? L'hygiène
intervenait pour régler la pratique même de la fonction génératrice , pour lui ôter, autant que possible,
le caractère voluptueux qui lui est inhérent pour la
spiritualiser , si je puis ainsi dire, ou la sanctifier.
C'est pourquoi, comme toute souffrance, l'abstinence
du célibat était une vertu.

Évidemment, ce système hygiénique était bon pour
l'espèce humaine au moyen âge. L'état de paix pré-
para le développement nerveux ou intellectuel des
hommes, comme l'état de guerre adopté généralement
par les peuples anciens, avait servi à leur développement physique; mais il leur imprima deux dispositions
dont les inconvéniens devaient être graduellement
plus forts : l'un, l'exagération du mode intellectuel
ou métaphysique , et ses abus, ses aberrations dans

l'homme et dans le corps social ; l'autre, l'oppression
de la vie physique dans la société et dans l'individu. —
La sagesse qui déprime nos forces corporelles, même
en exaltant l'esprit, n'est pas la véritable sagesse.
L'uniformité de la règle chrétienne et du gouverne-
ment qui lui est le plus naturellement attaché, est
un excès, parce qu'il assimile toutes les natures physiologiques ; et il en est un grand nombre pour qui
cette unité est funeste. Il était donc inévitable qu'il
se fît une réaction violente contre la règle qui voulait
annihiler un des modes vivans de l'être humain.
Cette hostilité de la vie inférieure contre la vie supérieure, de la force matérielle contre l'esprit, s'est
manifestée par des désordres nombreux dans le corps
social comme dans l'économie humaine.

VII. Voilà déjà trois siècles, Messieurs, que la
vie physique sort de son abaissement, et que, si je
puis ainsi parler, *la chair fait sa résurrection.*
Les efforts de l'industrie, les progrès des sciences
physiques, cette autre face du mouvement intellectuel, la conquête des libertés politiques, en sont les
signes éclatans. Les hommes ne pratiquent qu'incom-
plétement aujourd'hui les règles de la vie chrétienne ;
nos fonctions ne s'exécutent plus autant suivant le
rythme qui donne la prédominance au système
nerveux sur le système vasculo-musculaire. Il y a
désordre ou rénovation dans la science de l'éducation

et de la conservation des hommes. Encore une fois,
on ne vit, en très-grande partie, que des débris des
anciennes règles, quand on ne s'abandonne pas au
caprice individuel.

En effet, s'il y a des établissemens pour l'éducation publique, cette éducation est loin d'être donnée
à tous. Ils sont fondés sur des principes mal arrêtés
et qui ont à peine quelques rapports avec le mouvement actuel de la société. Les enseignemens ne
sont pas systématiquement coordonnés; les hommes
d'intelligence isolés ne soupçonnent pas les bienfaits
de l'association, et souffrent des maux à la fois mo-
raux et physiques qu'elle est destinée à guérir. —
Si une masse d'hommes composant les armées est
dans un état d'organisation réelle, c'est pour un but
guerrier, tandis que nos besoins demandent association pour la production des richesses. Les classes
ouvrières sont un corps en désordre, dégradé dans
son aspect physique, en proie à des souffrances qu'en-
gendrent les privations. Elles réclament l'ordre des
armées, ou plutôt des lois directrices et conservatrices en rapport avec le mode vivant qui commence
à se manifester en nous. Les tentatives d'organisation
n'ont encore pour objet que l'éducation industrielle,
et elles se font sans entente sociale, sans principe,
sans prévision de ce que doit être l'avenir. Il faut
en dire autant des essais d'institutions sociales correspondantes aux faits de vie anormale ou patholo-

gique, comme les hospices, les prisons, les bagnes,
qui doivent se transformer, pour refaire l'éducation
des hommes criminels ou vicieux, et ramener à
l'état normal, rendre à la société ceux qui en avaient
été écartés. — Tout indique, pour une vie nouvelle de
sentiment, d'action et de pensée qui fut payenne et
chrétienne, la nécessité d'un règlement hygiénique
qui résume, en les combinant, ceux qui ont cessé
d'être bons. Il faut aux peuples une providence
gouvernementale, qui partout présente, domine,
soutienne, vivifie tout, conduise chaque individu,
chaque fonction au but le plus avantageux, et règle,
enfin, aux meilleures conditions ou avec un égal
amour, l'exercice libre de nos facultés.

Ainsi disparaîtra de la science de l'hygiène, cet
amas incohérent de systêmes morcelés, correspondans à des distinctions sociales ou individuelles qui
sont près de s'effacer. Ainsi se préparera le règlement sanitaire le plus général, qui sera l'expression
de toutes les vies et répondra à tous les besoins.

ARTICLE DEUXIÈME.

Du Règlement hygiénique nouveau.

VIII. Aujourd'hui, Messieurs, nous sentons que
le but de notre vie, c'est de travailler ou de produire
dans l'Industrie, dans la Science et les Beaux-arts.

Voilà trois sortes de besoins du corps social et de l'individu qui les renferment tous , trois sortes de tendances qui veulent satisfaction égale : car , nous aimons notre vie physique autant que notre vie intellectuelle ; nous avons un même attrait pour les richesses de la science et pour celles de l'industrie. — La puissance impulsive ne réside pas dans le système nerveux de l'humanité ou de l'homme, ni dans leur système vasculo-musculaire , mais dans l'association de ces deux systèmes. S'il y a une suprématie à reconnaître , c'est celle des beaux-arts , expression spéciale du sentiment, de l'amour, de l'attraction qui nous appelle aux travaux de l'esprit ou aux travaux du corps. — C'est sur cette conception que doit être instituée une hygiène à la fois générale et individuelle, qui comprenne toutes les natures et tous les modes actifs, ou qui satisfasse à la série croissante des besoins de l'Humanité et de l'Homme, qui ne sont point une dualité d'*esprit* et de *matière, de physique* et de *moral*, mais une hiérarchie dans laquelle de la vie triple , ou du triple désir le plus inférieur , on passe graduellement à la triple activité la plus parfaite , à la fois de sentiment, d'action et de pensée. Les meilleures lois hygiéniques sont celles qui dirigeront le mieux et conserveront le plus sûrement cette triple activité productrice. — Le bonheur, Messieurs, n'est ni dans l'excès, ni dans la privation, ni dans la médiocrité. Il est dans la satisfaction des désirs ou besoins, qui, semblables dans tous les hommes, sont différens dans chacun en intensité comme en nature. Cette satisfaction doit être sentie, comprise et pratiquée, de manière, non pas seulement à ne nuire ni à nos semblables, ni à nous ; mais, au contraire, de manière à convenir à nos semblables comme à nous-même, de manière à répondre également à nos besoins intellectuels et physiques ; de manière, enfin, à mettre chaque partie de notre corps en état d'appliquer son activité, suivant le mode et le degré qui lui sont le plus profitables, et en même temps le plus profitables aux autres.— Telle est la direction à donner aux passions, qui sont la vie de l'homme.

Entretenir, à ces conditions, l'harmonie de l'individu, de la nation, de l'humanité, avec tout ce qui compose le milieu ou le monde extérieur ; telle est l'indication qui se présente incessamment à remplir.

Or, pour que cette harmonie existe, il faut faire correspondre les aptitudes et qualités des diverses parties de ce milieu, avec les dispositions physiologiques et qualités natives des groupes de la famille humaine. — Alors, chaque nation combinée avec son climat et sa localité, produira ce que par nature elle est le plus apte à produire, exercera sa véritable fonction dans l'humanité. — Alors s'effacera le préjuge qu'on est d'autant plus riche, plus heureux, qu'on sait mieux se passer d'autrui ; car la vie, au contraire, est proportionnelle à l'intimité de l'association. Et les nations seront associées aux nations, comme les membres du même corps, dans lequel chacun jouit des produits de la vie et du travail de tous.

Si l'Humanité se dirige avec un égal amour vers les actes de l'industrie, les recherches de la science et les productions des beaux-arts, il n'en est pas de même des nations séparément, qui se distinguent par une disposition prédominante ; de sorte que chaque nation cultive en son mode particulier la science, l'industrie et les beaux-arts : d'où s'ensuivent des règles conservatrices de l'harmonie, variées comme le rythme physiologique qu'elles dirigent.

Il y a, dans l'association générale de la famille humaine, trois groupes naturels, concourant à leur manière au but commun à tous, celui de produire les trois sortes de richesses dont nous avons besoin. L'harmonie d'association existe, si chaque groupe est combiné avec les autres et son milieu, de telle sorte qu'il exécute la fonction pour laquelle il a de l'attrait, et s'il la remplit aussi bien qu'il peut la remplir. — Un de ces groupes naturels forme un corps hiérarchique, dans lequel, pour vivre d'association, tout membre doit être placé dans son milieu le plus avantageux ; et ce milieu se compose aussi du monde extérieur des autres associés de son groupe, et même de tout ce qui n'est pas lui.

Enfin, un individu, pris dans un des groupes, est une hiérarchie dans laquelle chaque partie, pour exécuter sa fonction naturelle suivant la règle de l'association, doit être en combinaison intime avec les autres parties et le monde environnant.

Telle est la règle générale : sa diversité est la spécialisation croissante de la même règle ou de la même pratique.

Mais, l'harmonisation de nous avec nos semblables et le milieu extérieur, est un fait mobile comme le mouvement lui-même de la vie, qui a sa période d'élévation et sa période de décroissance. — La règle hygiénique doit en suivre l'unité et la diversité à ce point de vue comme à tous les autres ; elle doit être présente à l'éducation, à l'accomplissement de la fonction dans le corps social, et suivre encore la vie de retraite et de repos.

IX. La société élève les membres qui la composent, avec l'intention que chacun puisse se donner à lui-même à la fois et donner au corps entier la plus grande somme de satisfaction, par les richesses de l'industrie, de la science et des arts. — Ce principe dirige l'éducation et la fonction. Ce principe ne veut pas qu'une nation soit privilégiée en éducation et en fonction, tandis que les autres sont négligées ; qu'une partie de cette nation soit heureuse et que les autres ne le soient pas ; que les hommes d'Industrie soient plus heureux que les hommes de Science, ou les hommes de Science plus heureux que les hommes d'Industrie. Il ne veut pas qu'un des systêmes vivans de l'individu soit atrophié, lorsque l'autre exerce sa vie avec exubérance. Il veut la plénitude du développement des facultés humaines. — Mais, le corps social qui est à la fois artiste, industriel et savant, est principalement industriel dans un de ses systêmes d'organes, principalement savant, principalement artiste dans les autres systêmes d'organes. Il convient sans doute de faire son éducation sous cette triple direction simultanément, pour produire une civilisation qui ne soit ni exclusivement nerveuse, ni exclusivement vasculaire.

Il doit être élevé, sous ce triple rapport, dans chacun de ses modes généraux, dans chacun des systêmes d'organes ou d'associés qu'il combine. Il doit être élevé, sous ce triple rapport, en tant que artiste; sous ce triple rapport, en tant que industriel, en tant que homme de science.

A l'exemple du corps social qui, afin de remplir sa destination, se constitue pour l'ordre et la satisfaction de tous, autant que pour la spécialité et la satisfaction individuelle, le groupe des savans, dans le corps social, se développe pour la vie intellectuelle commune à la fois et spéciale; et chacun ici, comme dans la société entière, pratique individuellement la vie de tous. Il reçoit l'éducation générale spécialisée scientifiquement et scientifiquement individualisée, conformément à sa nature.

Les hommes d'action sont en leur mode industriel la société entière, être sentant, actif et intelligent. Eux aussi sont cet arbre aux rameaux successivement divisés, ayant vie partielle et vie commune. Leur éducation qui, en son mode industriel, est l'éducation de tous les hommes, doit avoir pour base un principe qui favorise les aptitudes communes à tout le corps industriel, en développant le genre, l'espèce, la variété de cette même aptitude.

Ainsi de la vie artistique et de la diversité de ses vocations.

Je pense, Messieurs, que l'on peut affirmer sans crainte que la règle que nous venons de tracer pour l'éducation des hommes, et qui est également avantageuse aux deux faces de la vie humaine, la coordination et la diversité, est propre à réaliser l'harmonie la plus complète, l'harmonie d'association. Et, en effet, le savant, l'industriel, l'artiste aiment et comprennent mieux leurs spécialités, s'ils aperçoivent les liens qui les unissent aux spécialités de même nature; le savant, l'industriel, l'artiste ont une puissance de généralisation d'autant plus étendue et plus parfaite, qu'ils distinguent un plus grand nombre de spécialités. Et, dans le corps social, l'homme de science, l'homme d'action, l'artiste sont d'autant plus complets dans leur vie, qu'ils se sentent le plus unis les uns aux autres; ils pratiquent d'autant mieux la vie particulière, qu'ils pratiquent davantage la vie commune.

X. Mais, les divers membres du corps social qui, à leurs différens âges, possèdent la faculté de sentir, de penser et d'agir, ont cette triple faculté à des modes et des degrés qui distinguent chacun de ces âges. Nous avons constaté dans l'humanité, d'abord des dispositions égales dans tous les sens, ensuite prédominance matérielle, prédominance intellectuelle ; plus tard, puissance avec égalité dans cette double tendance. C'est l'état auquel nous touchons. — L'Hygiène doit acccommoder le milieu environnant à ces mouvemens physiologiques des individus qui s'avancent dans la vie sociétaire. L'éducation doit suivre ces oscillations; ses règles doivent conduire au but qui est propre à chaque âge, la vie de sentiment, la vie d'action et de pensée. — Or, les âges font continuité et n'offrent point véritablement de phases distinctes; c'est pourquoi, rigoureusement parlant, les règles de l'éducation varieront comme la vie elle-même. — Ce n'est pas tout, les hommes à vocation *artistique* font, à leur manière, les progrès de leurs âges: conséquemment, la direction de leurs SENTIMENS, de leur intelligence, de leur activité physique, semblable à celle qui convient aux autres hommes, en différera aussi. — Et ceci est applicable à l'éducation des *savans,* à l'éducation des *industriels.* Les modifications de ce genre vont jusqu'aux individualités; car, chaque nature intellectuelle, physique ou artistique, parcourt à sa manière les périodes de la vie. Le but est

4

constamment d'harmoniser la diversité des fonctions de l'homme avec la diversité extérieure, pour le meilleur développement sentimental, physique et intellectuel de l'âge ou du moment dans lequel il est.

XI. Que si, maintenant, nous suivons l'homme dans le Corps social où il continue, en fonctionnant, sa marche ascendante, nous verrons les lois relatives à son progrès et à sa conservation, changer d'aspect sans changer de caractère ou de principe. — L'individu qui s'élève, en suivant la destination qui lui est propre, est heureux s'il est intimement associé à tout ce qui est en dehors de lui. C'est pourquoi, il convient, avant tout, de mettre l'homme de science, ou l'homme d'industrie, ou l'artiste, au milieu des circonstances extérieures et sociales qui lui sont appropriées : alors, la société et lui sont satisfaits. Mais, il faut se souvenir aussi, que bien qu'un homme de science, par exemple, soit apte à plusieurs emplois, puisse entrer en association avec plusieurs milieux intellectuels et plusieurs hommes de science, il est incontestable qu'il est un milieu intellectuel et des hommes de science avec lesquels il fonctionnera mieux, auprès desquels il aura plus de bonheur qu'avec les autres. La règle hygiénique et sociale qu'il faut adopter, est donc celle qui conduira et maintiendra le plus sûrement à sa place la plus naturelle chaque membre du corps social.

Cependant, les hommes se perfectionent, désirent, ambitionnent légitimement un rang supérieur à celui qu'ils occupaient d'abord. Déjà moins satisfaits dans un premier milieu, ils sentent qu'ils travailleraient avec plus de succès, s'ils étaient placés plus haut dans l'échelle scientifique, industrielle ou artistique. Or, la société gagnera comme eux au déplacement : il y a perte pour tous dans l'immobilité. L'indication est au mouvement ascendant; elle est même aussi au mouvement descendant, quand le bien de l'individu et de la société le demande : car notre bonheur, c'est d'occuper la place où nous fonctionnerons le mieux, à quelque rang qu'elle se trouve. — Les récompenses, les punitions se traduiront par un déplacement ou changement de milieu. A mesure que l'éducation satisfera les aptitudes natives, que les fonctions seront réparties d'une manière normale, le domaine de l'association s'étendra; l'harmonie ira croissant, et les vices, les crimes, les états morbides de toute espèce, effets d'une mauvaise combinaison de l'homme et de son milieu, seront moins graves et moins nombreux : l'hygiène restreindra le domaine de la pathologie.

Voilà l'état normal, Messieurs, voilà les principes qui le maintiennent et le perfectionnement. Ces principes et les règles pratiques qu'ils renferment, trouvent leur application même dans des cas de désordre. Si ce sont des hommes vicieux, qui donnent

lieu à des faits anormaux, leur éducation sera reprise
isolément, jusqu'à ce que des fonctions sociales puis-
sent de nouveau leur être confiées. Si les faits anormaux sont produits par des hommes criminels, mais
non pas vicieux, ces hommes sont soumis à des
épreuves propres à ramener le mode le plus physiologique, jusqu'à ce qu'ils donnent des garanties
d'ordre satisfaisantes. L'indication hygiénique est de
mettre un homme, à l'aide d'une nouvelle éducation,
dans des conditions qui lui fassent trouver un ensemble de circonstances avec lesquelles il puisse s'associer
d'une manière régulière : car, il n'y a pas d'hommes
naturellement ou absolument mauvais ; ils sont tous
plus ou moins bons et aptes à une fonction de sentiment, d'action et de pensée. — Une fonction normale s'exécute par la combinaison de nos parties
vivantes et du monde extérieur. Une fonction patho-
logique reconnaît pour cause une coopération *analogue :* ce n'est donc jamais exclusivement un organe
et jamais exclusivement le milieu environnant, qui
sont cause du phénomène morbide. Dans le corps
social, ce n'est donc jamais l'individu seul qui est
responsable d'un fait de cet ordre...... Notre activité
n'est point de la spontanéité véritable ; notre liberté
morale n'est point absolue. Nous sommes toujours
actifs ; mais nous avons des modes plus ou moins
élevés d'activité et de liberté. — Quelquefois le
monde extérieur et le milieu social ont dominé dans

l'accomplissement d'un acte sentimental, physique ou intellectuel ; d'autres fois , c'est nous qui , dans la coopération, avons apporté le plus d'influence : de là, des différences de responsabilité. Ces différences seront directement étudiées dans chaque nature, dans chaque individualité.

Les règles hygiéniques devront s'accommoder encore aux modes physiologiques successifs de la période descendante de la vie, ou temps de retraite. L'homme perd graduellement les avantages qu'il avait progressivement acquis dans un ordre inverse à celui de l'accroissement, jusqu'à ce qu'il retourne presque en entier à la vie abdominale , qui en est le point de départ. L'indication consiste à maintenir la triple activité du savant, de l'industriel, de l'artiste, dans la meilleure harmonie qui est possible alors, la diversité de l'être avec la diversité du milieu.

XII. Enfin, Messieurs , l'individu est par lui-même aussi une association hiérarchique, dans laquelle chaque organe a le droit d'exercer ses puissances actives dans la sphère d'activité qui lui est propre : il doit fonctionner à la fois pour l'économie entière et pour lui. Et ici aussi, ce n'est pas seulement en vue d'utilité *intellectuelle* ou *matérielle* que les associés travaillent ; mais, en même temps , en vue d'*attrait* et de volupté, de satisfaction sentimentale et artistique. De là, des préceptes analogues à ceux de l'hygiène du corps social , qui tiendront compte de tous les aspects de la réalité. — Ils doivent régler la direction de notre vie artistique, qui a ses modes hiérarchiques ou graduellement perfectionnés , ou de notre vie simultanément et progressivement nerveuse et vasculo-musculaire. — Ils doivent régler la direction de notre vie principalement nerveuse ou intellectuelle , qui fait aussi une hiérarchie ; enfin , de notre vie vasculaire et musculaire , qui est hiérarchisée à son tour dans ses modes et ses degrés. — Or , l'harmonie individuelle de certains hommes s'appuie, comme celle du corps social tout entier, sur des règles qui entretiennent l'ordre des actions *autant* que la diversité d'action , qui font marcher *d'un pas égal* l'activité intellectuelle et l'activité physique , le système nerveux et le système vasculo-musculaire; qui sont propres à donner au sentiment qui domine et féconde l'une et l'autre vie , l'essor qui lui appartient. Le sentiment a une hiérarchie de modes de combinaison nerveuse et vasculo-musculaire : ce sont des états progressifs de même nature du fond cellulaire commun, sans prédominance nerveuse ou vasculaire. Et chaque fonction artistique ou de sentiment est tout à la fois fonction particulière et fonction de la hiérarchie entière , et suppose notre combinaison d'être sentant avec le milieu qui nous environne.

L'harmonie de certains autres individus se maintient à la manière de celle d'une des branches du corps social , savoir le groupe des savans. Elle s'appuie sur des préceptes qui font marcher d'un pas inégal les fonctions intellectuelles et les fonctions physiques , les systêmes nerveux et vasculo-musculaire , en donnant l'infériorité au dernier ; et le sentiment, l'intelligence et l'action sont ici de nature intellectuelle. — La règle est donc tracée en vue du résultat intellectuel, dans la hiérarchie totale qui représente l'individu ; chaque fonction ici aussi doit être conçue, comme étant à la fois générale et particulière, de vie commune et spéciale en mode intellectuel.

Enfin , chez d'autres individus, les hommes d'action ou d'industrie , l'harmonie reconnaît des règles qui sont les précédentes , en mode industriel ou vasculo-musculaire. Et toujours en même temps qu'il y a combinaison des parties vivantes , il y a coopération des parties du milieu.

Voici le même fait en des termes différens. L'individu en général est Abdomen , Poitrine et Tête ; un individu en particulier existe, avec prédominance de vie abdominale , ou de vie thoracique , ou de vie encéphalique. — Dans la vie abdominale , les systêmes nerveux et vasculo-musculaire ont une égale influence, les aptitudes physiques et les aptitudes intellectuelles marchent de front. La règle hygiénique aura pour objet de nous combiner avec le monde extérieur, et de combiner les uns avec les

autres les organes de nos corps pour ces deux direc-
tions à la fois. — La Poitrine et ses organes annexes
sont une association principalement vasculaire et
musculaire ou apte , surtout aux fonctions de mouvement. L'hygiène doit diriger , surveiller la combinaison des parties thoraciques , les unes avec les
autres et avec leur milieu, pour l'accomplissement
des fonctions de la vie matérielle. — Et la Tête, avec
ses dépendances , fait un ensemble d'associés principalement nerveux ou intellectuels , qui , unis à leur
milieu, doivent être dirigés dans leur action, suivant
des préceptes capables de rendre la vie intellectuelle
aussi parfaite en unité qu'en spécialisation.

De là , trois sortes de règlemens hygiéniques qui
sont le même règlement spécialisé pour l'unité et la
diversité des fonctions de chacun des caractères physiologiques principaux qui les groupent tous.

De là , trois règlemens hygiéniques en un seul
règlement, pour les trois ordres de fonctions de chacun
de ces caractères physiologiques. Car , il faut diriger
l'association, qui constitue la vie sentante, la vie abdominale du savant, de manière à lui faire atteindre
le but de savant ; — il faut diriger sa vie de mouvement , sa vie de poitrine pour la même fin ; — il
faut diriger sa vie intellectuelle, sa vie encéphalique,
aussi dans le même but.

J'en devrais dire autant pour l'industriel et pour
l'artiste. — Enfin , pour chaque variété de nature

intellectuelle , industrielle et artistique , les règles
directrices de leurs fonctions seront une individuali-
sation des règles précédentes.

Ainsi , il n'y a qu'une hygiène , mais elle est générale, spéciale et individuelle; il n'y a qu'une indication , qu'une loi, une règle , mais se diversifiant
comme la vie de la société et l'individu.

XIII. Vous voyez, Messieurs, combien est vaste le
domaine de notre science , qui se propose le développement de l'homme et la conservation de sa santé.
Vous voyez combien est étendu et important le rôle
que le médecin hygiéniste doit remplir.

Jusqu'ici la distinction de l'*âme* et du *corps* avait
fait au médecin , dans l'Hygiène, la moindre part;
et cette science n'était point assise sur ses véritables
bases. — Les philosophes qui ont cultivé la science
de l'âme, étaient trop métaphysiciens et n'étaient
pas assez physiologistes ; les physiologistes n'étaient
pas assez métaphysiciens. — Désormais, le médecin
hygiéniste embrassera l'être dans sa totalité et sous
toutes ses faces ; il réglera la vie du corps, en même
temps que celle de l'âme , en adoptant le principe
qui les lui montre dans leur véritable jour. — Il ne
fera plus de l'hygiène de l'homme une espèce d'abs-
traction qui s'applique à tout et ne convient à rien.
Il étudiera les divers caractères physiologiques en
eux-mêmes et dans leur combinaison avec le reste du

Corps social et le milieu environnant diversement
constitué. C'est au médecin qu'il appartient, mieux
qu'à personne, d'apprécier leurs ressemblances et leurs
différences, d'éclairer la vie physiologique de l'un
par la physiologie de l'autre, et de rendre cette
comparaison profitable à la direction hygiénique de
tous les deux. Car, la science du Corps social et
la science de l'Homme ont besoin de s'allier pour
leur mutuel progrès : partout le physiologiste et le
médecin de l'hygiène ont une place éminente à occuper. Qu'ils le sachent donc enfin, et se hâtent de s'en
rendre dignes!.... Ne cultivent-ils pas la science de
l'être qui est au premier rang de l'échelle terrestre,
la science qui les contient toutes : comme l'être qui
en est l'objet contient tous les êtres, est lui-même la
transformation perfectionnée de la série qui vient
après lui ?

Et ne dites pas que les progrès que j'annonce sont
impossibles, ou que le temps qui doit les voir est
éloigné de nous. Ils sont impossibles, ils sont loin
de nous, pour l'homme à courte vue, qui n'aperçoit
les faits qu'un à un ; ils ne le sont pas pour celui qui
sait les liens des faits accomplis, qui voit les mutations de la vie humaine engendrées l'une par l'autre,
et qui, dans les germes du présent, découvre la
fécondité de l'avenir. — Ne dites pas qu'un tel système
d'Hygiène est inapplicable aujourd'hui ; car, quoique
épars, isolés, égoïstes, les hommes de la Science,

de l'Industrie et de l'Art sont des réalités vivantes et progressives, qui profiteront individuellement d'une partie de nos conseils et de nos préceptes, avant que leur application acquière autorité et valeur sociales ; avant que, comme dans le passé grec, romain, chrétien, les lois directrices de l'éducation et de la santé des hommes, renfermées dans notre principe, entrent dans la constitution politique et religieuse de l'humanité naturelle.

Sans doute au premier abord, pour des hommes inattentifs au mouvement général, nos paroles pourraient paraître vaines ; car, à voir notre France, livrée au caprice et au morcellement de la personnalité, on pourrait croire qu'elle ne se doute même pas de cette vie d'association et d'harmonie qui est en face d'elle, comme le but vers lequel elle devrait courir. Mais si, en vrais médecins hygiénistes, vous sondez exactement ses dispositions, vous tâtez les parties inégalement vivantes et progressives de son corps ; alors, sous l'apparence de la désorganisation, vous distinguez l'ordre de l'association qui se prépare. Là seulement par instinct, plus loin avec une activité manifeste, aux sommités enfin avec une volonté forte et éclairée, partout le Corps social témoigne que désormais la vie doit se traduire en fait d'industrie et en fait de science et d'art, et qu'il est temps d'unir fraternellement l'individualisme et la sociabilité. — Quelques efforts encore, et cette

masse d'élémens sociaux, confus, mêlés, cette armée
sans ordre et sans discipline se combinera , se distri-
buera d'après ses affinités les plus naturelles. Quelques efforts encore , et l'industrie , la science , les
arts auront chacun , mieux qu'une charte , une véritable organisation.

Eh ! voyez, Messieurs , est-ce , par exemple, que
vous n'êtes pas disposés à reconnaître que l'assemblée
de ces hommes élus comme les représentans du Corps
social , en représente de mieux en mieux la vie et
les intérêts matériels ; qu'elle est , en effet, l'expression des masses industrielles, qu'elle prépare les
améliorations qui rapprocheront peu à peu les pro-
ducteurs les uns des autres, feront circuler dans leurs
rangs le bien-être et la vie , et les transformeront,
enfin , en un corps régulier ?— Ne trouvez-vous pas
aussi que la réunion des Pairs du royaume se compose
chaque jour davantage des hommes de réflexion le
plus haut classés dans les sciences et dans les lettres ,
des grandes capacités académiques devenues sociales ?
Évidemment elle est le représentant de plus en plus
légitime des hommes d'intelligence ; c'est d'elle que
partiront les impulsions véritablement capables de
hâter le progrès intellectuel des masses ; c'est elle
qui , en introduisant *l'ordre* dans la *république*
des lettres , initiera le monde savant à la pratique de
l'association.

Il est une troisième institution, qui, sous le nom de

Conseil d'État, rapproche les hommes propres aux fonctions gouvernementales, les hommes les plus généraux, les plus aimans, les Artistes méritant le mieux ce nom, ou les hommes éminemment sociaux. Placés au-dessus des corps qu'ils doivent diriger et vivifier, comme le sentiment dirige et vivifie la force et la raison, ils sont les représentans naturels de la foule des hommes qui ont puissance artistique ou religieuse, puissance d'harmoniser les membres du corps social et de leur faire aimer leur destinée. — Dans un rang plus élevé, le Conseil des Ministres doit résumer avec une force plus vive encore la triple activité sociale; c'est le point où viennent converger, comme en un faisceau, les spécialisations diverses du Conseil d'État.

Et le Chef suprême, enfin, concentre en sa personne la vie de la hiérarchie totale; en sa personne, d'où elle rayonne ensuite vers tous les rangs de cette hiérarchie. En lui ne prédominera ni l'amour de la vie *industrielle*, ni l'amour de la vie *intellectuelle*; en lui n'existera point une préférence exclusive pour les *arts*; il aimera d'un égal amour, il inspirera d'un même souffle, les Beaux-Arts, l'Industrie et la Science....... Image de Dieu dans le corps social, il est tout ce qui est.

F I N.

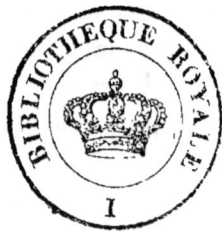

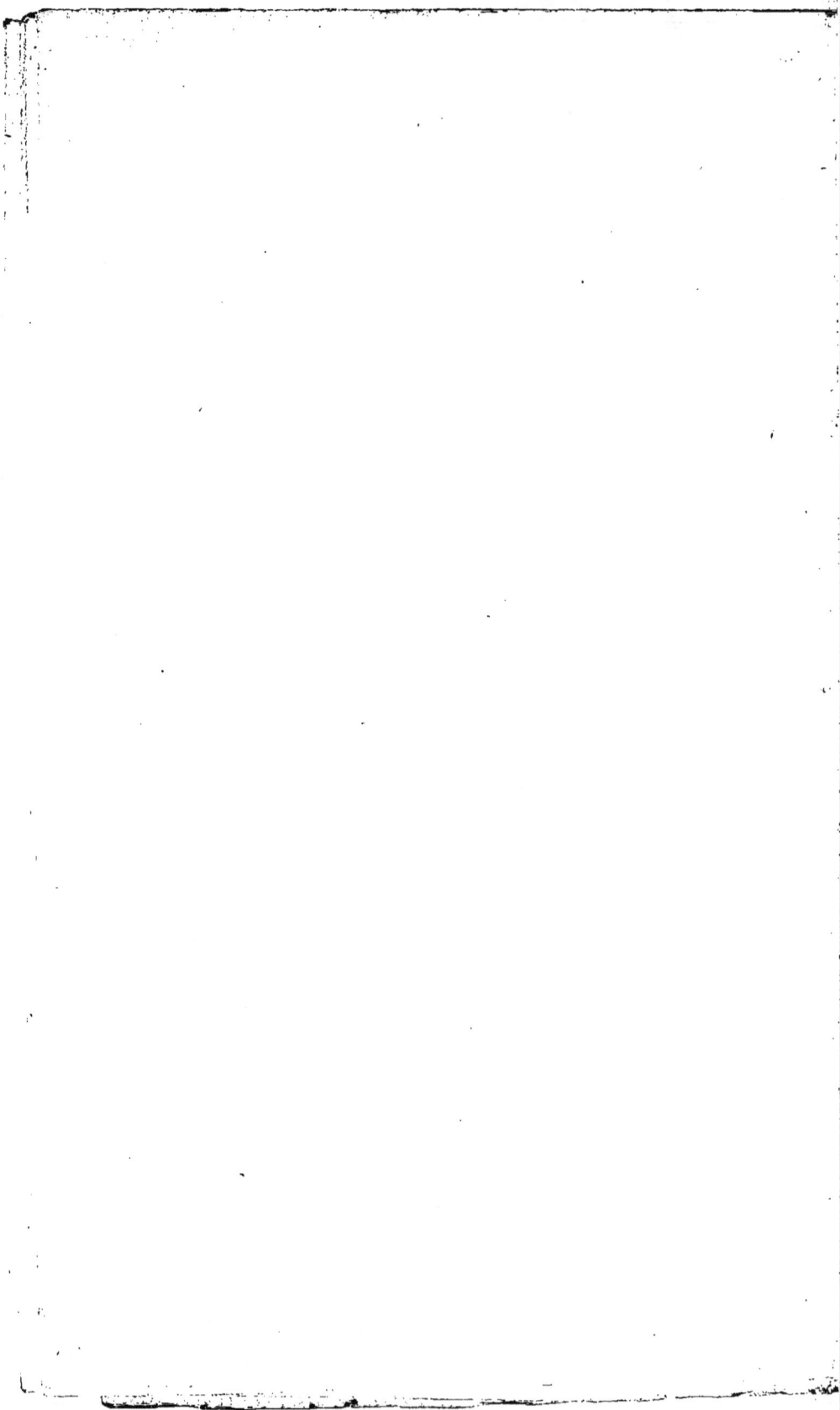

www.ingramcontent.com/pod-product-compliance
Lightning Source LLC
Chambersburg PA
CBHW070805210326
41520CB00011B/1835